ALCOOLISME

ET SES

PRINCIPAUX INCONVÉNIENTS

montrés aux populations peu aisées

PAR

le Docteur Alexandre PARIS

ALCOOLISME

ET SES

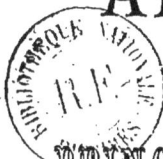

PRINCIPAUX INCONVÉNIENTS

montrés aux populations peu aisées

PAR

le Docteur Alexandre PARIS

RÉFLEXIONS SUR L'ALCOOLISME

Montrer aux populations peu aisées ce qu'on entend scientifiquement par alcoolisme et faire ressortir les inconvénients graves qui résultent pour la santé, non seulement de l'ivrognerie, mais encore de l'usage quotidien et longuement prolongé de boissons alcooliques ; tel est le but que nous nous proposons et que nous chercherons à atteindre en mettant cette question à la portée de toutes les intelligences.

Par alcoolisme, on entend généralement un ensemble de troubles fonctionnels ou dynamiques occasionnés par un abus de boissons alcooliques, et, pour qu'il y ait abus, il n'est pas nécessaire qu'il y ait ivresse fréquente. L'alcoolisé est l'individu qui, par suite de libations quotidiennes trop

abondantes, place son système nerveux dans des
conditions d'excitation telles qu'il en résulte pour
celui-ci un véritable surmènement et, partant, une
réaction continue sur la plupart des systèmes ou
appareils de la vie végétative, appareils respira-
toire, circulatoire, etc.

Le mode de fonctionnement de ces appareils
étant tout d'abord modifié, au point de vue méca-
nique, il est facile de comprendre que tous les
organes, mis en jeu par ce primum movens « le
système nerveux, » seront consécutivement, et dans
un certain ordre, vivement éprouvés. Nous chercherons à montrer tout à l'heure que les premiers
phénomènes pathologiques (ou maladifs) ont lieu
du côté du système nerveux et que tous les accidents plus tardifs peuvent se rattacher à des
troubles de nutrition, troubles qui, du reste, sont
intimement liés à ceux du système nerveux.

En somme, l'alcoolisme est l'état général
habituel d'un individu dont la constitution et la
manière d'être et de sentir primitives ont été plus
ou moins profondément altérées par l'usage
immodéré de liquides alcooliques, que ces liquides
aient été pris ordinairement en quantité suffisante
pour amener l'ivresse ou qu'il aient été ingérés chaque jour de manière à déterminer une excitation
anormale et presque continue du système nerveux,

Nous étudierons d'abord quelques causes de l'ivrognerie ou des excès alcooliques, leur influence sur les divers organes les plus essentiels de notre être et nous verrons quels sont les inconvénients de l'alcoolisme par rapport à l'individu qui en est frappé, par rapport à sa descendance, par rapport à la Société (dangers physiques et moraux qu'il lui fait courir).

— La misère et l'oisiveté, souvent intimement liées, prédisposent tout spécialement à l'ivrognerie surtout lorsqu'à ces causes vient s'ajouter l'entraînement : l'ouvrier sans travail est promptement réduit à de bien faibles ressources pécuniaires qui ne suffisent pas pour lui procurer bien longtemps une nourriture même médiocre. Il est bientôt obligé de ruser pour combattre la faim qui menace de le tourmenter. Il a entendu dire et il a accepté sans raisonnement préalable, sans réflexion, qu'une goutte d'eau-de-vie « *soutient les forces et en donne même* » ; moyennant une faible dépense, dix, vingt ou trente centimes, il va donc pouvoir remplacer un repas plus substantiel ; il se le figure du moins. Il entre dans le premier cabaret qu'il rencontre, il prend une goutte, il en demande une seconde sans se douter que l'excitation causée par elles va le conduire à une troisième et, peu à peu, à l'ivresse.

Dès lors, il ne fait qu'accroître sa misère ; et, en effet, ce moyen assez simple, en apparence, *de tromper la faim*, lui permet d'attendre de l'ouvrage et lui fait oublier un peu son dénûment. Bientôt il ne songera même plus à chercher du travail ; un morceau de pain, de l'eau-de-vie et une botte de paille lui suffiront. Ce régime lui donnera quelques jouissances tant qu'il possèdera les quelques sous qui le lui assureront. Lorsqu'il ne les aura plus, il lui restera l'habitude et le besoin de liqueurs fortes. Tous les moyens lui sembleront bons pour arriver à s'en procurer. S'il parvient à se placer, incapable d'un travail suivi, il ne pensera plus qu'à trouver des instants à consacrer au cabaret. Après quelques visites à l'auberge, il est ivre, il devient le jouet d'imbéciles qui le retiennent par l'appât de quelques consommations plus ou moins mauvaises. Le lendemain, mal à l'aise, il éprouve, dès son réveil, le besoin de *tuer le ver* ; son premier déjeuner consiste en un verre d'eau-de-vie et, quelquefois, un morceau de pain. Dans la matinée, on accepte facilement un second et un troisième déjeuners du même genre, et, le soir, comme la veille, on est de nouveau aux prises avec l'ivresse.

Chaque jour apporte au malheureux débauché le même genre de vie et l'ivresse devient son état normal, le seul dans lequel il se plaira désormais. Il est devenu *ivrogne* ; il s'alcoolise mais n'est pas encore *un alcoolisé*.

A côté de ce type, de l'ivrogne *nécessiteux*, il conviendrait d'en placer un autre non moins déplorable, c'est celui de l'ivrogne *opulent*. Bien que plus rare, ce type est connu de tout le monde ; il ne diffère de l'autre qu'en ce que l'ivresse n'atteint qu'exceptionnellement son dernier degré, l'état comateux. L'ivrogne opulent finit par ne plus s'énivrer que par impulsion, ou volontairement par gourmandise, ou pour retrouver des jouissances qu'il ne peut plus éprouver à l'état normal. Il se cache généralement pour boire. Mais nous n'avons pas à insister sur son cas puisqu'il doit rester en dehors du cadre de ce travail.

Entre ces deux types, il y a place pour un grand nombre d'intermédiaires : chez les uns, l'ivresse, moins marquée, est quotidienne ; chez d'autres, elle n'apparaît que deux ou trois fois par semaine ou à intervalles plus longs. Le résultat est le même ; ils y arrivent plus ou moins rapidement et voilà toute la différence.

A coté de ces individus qui boivent jusqu'à l'ivresse, il faut étudier ceux qui n'ingèrent qu'une quantité relativement faible de liquides alcooliques, mais qui en prennent suffisamment pour

augmenter sensiblement l'excitation de leur système nerveux ou pour troubler leur nutrition. Ces
malheureux, après avoir fait pendant quelque
temps des libations plus ou moins excessives, —
recherchent de l'appétit dans des liqueurs que,
dans un but facile à comprendre, on a essayé de
donner comme apéritives. Le mot, dans tous les
cas, a eu quelque succès et on n'est satisfait
actuellement, on n'a bien rempli sa journée que si
l'on a pris un apéritif avant chaque repas. Si l'on
s'en tenait là, il n'y aurait qu'un demi-mal ; mais,
au café, les amis arrivent peu à peu, on est retenu
par eux, on accepte de nouvelles consommations
et un seul apéritif conduit ainsi à une série.

Cette cause exceptée, on voit de gros buveurs
prendre à chaque repas beaucoup de vin pur et
quelques petits verres ; ils ne boivent pas d'eau ;
à quoi sert d'en ajouter au vin, disent-ils, la quantité d'alcool ingéré est toujours la même. —
Evidemment, mais plus tôt cet alcool est éliminé,
moins les effets en sont à redouter. Le meilleur
moyen de s'en débarrasser est bien simple :
augmenter l'activité des fonctions du rein, la
sécrétion urinaire, en accroissant la tension san-
guine dans les vaisseaux du rein et, pour ce faire,
boire beaucoup d'eau. Du reste, beaucoup d'ivro-
gnes afin d'éviter les maux de tête, les pituites du

lendemain matin, absorbent trois ou quatre verres
d'eau avant de se coucher ; ils urinent pendant la
nuit, ils urinent beaucoup le matin et ils se lèvent
relativement gais et alertes. L'expérience leur a
montré l'efficacité de ce petit artifice auquel ils ne
font jamais infidélité sans avoir à le regretter.
Cette pratique ne combat évidemment pas les effets
de l'alcoolisme ; elle les masque pendant un
certain temps ou elle retarde l'éclosion des accidents, mais elle ne les prévient pas.

Un grand nombre d'autres causes méritent d'être
relatées comme conduisant à l'alcoolisme, et, en
tête, les chagrins domestiques, surtout lorsqu'ils
surviennent chez un individu d'intelligence faible
et incapable d'opposer à leur action dépressive
toute la résistance nécessaire. L'homme recherche
alors dans l'excitation cérébrale d'origine alcoolique
la vigueur et l'énergie qui lui font défaut ; il voit
quelque gaîté, un peu de consolation dans le fond
de son verre et il boit. C'est bien souvent, à la
suite de querelles de ménage qu'il demande à
l'alcool l'oubli et les satisfactions qu'il ne rencontre pas chez lui. Sa femme, au lieu de l'accueillir
affectueusement, lorsqu'il est rentré ivré, pour la
première fois, laissa éclater un véritable accès de
fureur dès qu'elle l'aperçut. Toute la nuit s'est
passée en reproches, en échange d'injures. Le

matin, fatigué de tout ce verbiage, le mari retourne au cabaret. C'est ainsi que la femme fait parfois elle-même de son époux un ivrogne et quelquefois aussi ce dernier entraîne sa femme.

Les effets des excès alcooliques peuvent éclater dans tous les organes, mais il est tout naturel de les observer d'abord du côté des appareils les plus délicats, nous voulons parler du système nerveux, ce primum movens dont les moindres lésions ont un retentissement si vaste et si violent.

L'alcool, en raison de sa volatilité, se porte immédiatement vers les régions supérieures, cerveau chez l'homme, moelle chez les quadrupèdes, etc... ; il exerce tout d'abord sur l'élément nerveux une action caustique qui, à notre insu, doit impressionner douloureusement cet élément nerveux si nous en jugeons par ce qui se passe dans notre bouche lorsque nous nous gargarisons un peu longtemps avec de l'eau-de-vie. Cette impression fâcheuse produit presque instantanément une réaction sur la nutrition de la cellule nerveuse, réaction qui se traduit primitivement par une excitation, puis, l'excitation amenant la fatigue, l'épuisement, par une sorte de coma de la cellule. Que ces alternances d'excitation et de torpeur par

surmenage soient fréquemment renouvelées, il en
resultera bien évidemment pour la cellule nerveuse un état pathologique (de souffrance) ; elle
ne pourra plus fonctionner normalement et nous
nous en apercevrons lorsque cette cellule ne
contribuera plus à mettre en jeu les parties des
organes sur lesquelles elle exerçait autrefois une
influence. Il y aura quelques désordres dans les
fonctions de ces organes, et ce sont précisément
ces troubles qui nous feront dire, selon leur éten-
due, que tel individu est atteint ou menacé d'alcoolisme.

Très-peu de temps après l'ingestion, l'alcool
agit d'une manière très-sensible sur le cerveau
ainsi que l'attestent les modifications rapides du
caractère et les phénomènes intellectuels nouveaux
que l'on constate chez le buveur. Tout le monde a
remarqué, en effet, que les premières manifesta-
tions de l'ivresse ont pour caractéristique une
plus grande activité intellectuelle qui se traduit
par de la loquacité, une gaîté anormale, une
expansivité très-grande, etc...

Dans les premiers temps des excès alcooliques,
on observe une excitation cérébrale générale
accompagnée souvent d'insomnie et se révélant,
fréquemment, pendant la nuit, par des cauche-
mars, des terreurs, des illusions de nature

pénibles : plus tard survient une sorte de torpeur mentale avec indifférence, manque de spontanéité, lenteur de l'idéation et des conceptions, etc., phase de transition qui relie la première période de l'alcoolisme à la dernière : celle de déchéance intellectuelle complète, de démence, dans laquelle l'individu est réduit à une vie purement végétative.

Ces trois phases de l'alcoolisme répondent assez bien aux trois degrés de l'ivresse :

Ivresse.	*Alcoolisme.*
1er degré : Excitation.	1re phase : Excitation intellectuelle.
2e degré : Fatigue cérébrale. Ralentissement de l'idéation marqué par l'existence d'idées fixes.	2e phase : Dépression. Affaissement intellectuel.
3e degré : Coma.	3e phase : Démence ou abolition de de l'intelligence.

Par l'intermédiaire du grand sympathique, du cerveau et de la moelle épinière, l'alcool agit sur toutes les fonctions de nutrition, de locomotion, de circulation, etc. Son influence sur la nutrition amène la mort des cellules nerveuses et, par conséquent, les uns ou les autres des accidents suivants ;

1° La perte de l'intelligence par suite de ramol-lissement ou de dégénérescence graisseuse de la substance nerveuse du cerveau ;

2° Des troubles dans la contractilité d'un grand nombre de muscles, tremblement des membres, incertitude de la marche, tremblement des muscles de la langue, des lèvres, etc., mouvements vermiculaires ;

3° Des modifications dans l'élasticité des parois des vaisseaux (artères et veines), occasionnées par l'état pathologique des nerfs vaso-moteurs, troubles qui entraînent dans la circulation générale des désordres qui ont pour résultat tantôt des lésions des valvules ou des parois du cœur, tantôt des dilatations veineuses (par suite varices, hydropisies, etc.), tantôt des dépôts calcaires dans l'épaisseur des parois des vaisseaux (athérome, anévrismes et leurs conséquences toutes très graves), etc.

Cette influence sur la circulation et la nutrition retentit sur le foie et sur toutes les glandes vas-culaires sanguines ; elle donne la clef de la genèse de la plupart des maladies de ces organes. Les affections des reins et de la vessie sont également assez fréquentes chez les alcoolisés ; l'alcool étant, en grande partie éliminé par les voies uri-naires agit directement sur l'épithélium (face

interne de ces voies), et les affections qui débu-
tent par des lésions de cet épithélium sont assez
communes.

L'alcoolisme constitue certaines prédispositions
à des maladies inflammatoires, telles que pneu-
monie (ou fluxion de poitrine) et pleurésie ; il
conduit à la goutte, au rhumatisme, mais surtout
à la phthisie, à la misère physiologique engendrée
par l'irrégularité de la nutrition et à tous les dangers qui en découlent.

Après les affections du système nerveux, les
plus fréquentes apportées par les excès alcooliques sont celles du tube digestif : gastrites,
gastro-entérites, ulcère rond de l'estomac, etc.

Chez la femme, l'alcoolisme cause souvent la
stérilité ; chez l'homme, l'impuissance.

Nous verrons plus loin d'autres dangers non
moins sérieux. Mais toutes les maladies auxquelles
nous venons de faire allusion entraînent la mort.

Que l'alcoolisé soit atteint d'autres affections à
la production desquelles les excès alcooliques
n'ont eu aucune part, la tare dont il est frappé
rend ces affections plus graves chez lui que chez
un individu sobre et, cela, à cause du caractère
pernicieux que cette tare imprime parfois à ces
affections et aussi, parce qu'elle augmente la diffi-
culté d'instituer un traitement rationnel. Dans un

grand nombre de cas, en effet, le médecin est obligé de ne pas recourir à d'excellents médicaments, tout simplement parce que les organes (les reins, par exemple) qui doivent les éliminer ne fonctionnent plus régulièrement et ne peuvent plus débarrasser l'organisme de substances médicamenteuses dont l'action ne doit être que de courte durée et qui, en s'accumulant, peuvent déterminer un empoisonnement.

Les accidents qui frappent les buveurs ne sont pas tous de même nature. L'ivrogne, c'est-à-dire l'individu qui s'alcoolise très rapidement, est le plus souvent atteint d'affections des organes de la vie végétative, cœur, foie, tube digestif, moelle, etc., tandis que l'homme dont les excès quotidiens ne sont pas très-grands mais sont continus pendant un long temps, est plutôt victime de lésions graves des centres nerveux, paralysie générale progressive, ramollissement cérébral, épilepsie alcoolique, folie alcoolique, myélites, etc. La place de ce dernier est presque toujours marquée dans un asile d'aliénés.

Nous ne décrirons pas l'alcoolisé ; les détails qui précèdent ont montré suffisamment les désordres généraux dont il peut avoir à souffrir, et sa physionomie est connue de tous.

Les dangers auxquels il est exposé par suite des modifications apportées par l'alcool dans sa constitution sont excessivement nombreux et toujours d'une très grande gravité. Nous avons énuméré ceux qui menacent directement son existence. Il en est d'autres, qui peuvent le surprendre d'un instant à l'autre : c'est d'abord l'aliénation mentale, qui, le plus souvent guérit, rapidement dès qu'on fait cesser les excès ; mais on n'arrive à ce résultat qu'en plaçant l'aliéné dans un établissement spécial. Remis en liberté, ce malheureux retrouve bientôt les causes alléchantes de son premier accès de folie ; le souvenir de sa séquestration le maintient pendant quelque temps, mais enfin le besoin de boire reparaît et, bientôt, il fait naître un nouvel accès d'aliénation mentale. Nouvel internement du sujet, nouvel sortie ; nouvel accès, et ainsi de suite. Ces alternatives peuvent se reproduire sept, huit, dix fois et davantage, mais elles finissent toutes à l'annihilation de l'intelligence, à la mort intellectuelle. Ce qui confirme le vieil adage « qui a bu boira ».

Après une période d'existence remplie de travail, d'honnêteté et d'affection pour les siens, le malheureux qui se laisse entraîner à des libations à outrance devient sujet à de fréquents moments d'inconscience. Il ne se rend plus compte, en certaines circonstances graves, de la valeur de ses actes, des conséquences de ses propos ; il commet, sans prendre garde au préjudice qu'il va se causer, des délits qui le conduisent au banc de l'infamie sur lequel seuls devraient s'asseoir les criminels pervers de sang-froid.

Le martyrologe de l'alcoolisme est bien long ! Chaque jour, la presse y ajoute un long chapitre ; tantôt c'est un ivrogne qui se fait écraser par une voiture, un ouvrier, un charpentier, par exemple, qui travaille en état d'ivresse et qui trouve la mort sur un trottoir ; tantôt c'est un malheureux qui, à la recherche de son centre de gravité, tombe dans une rivière et se noie, etc. Partout l'alcoolisé, le plus souvent resté ivrogne, se retrouve en face de la mort, de la honte ou de la répulsion publique.

Lorsque les excès ont fait perdre à l'homme la seule puissance qui le place au-dessus des animaux, l'intelligence, il devient, la plupart du temps, pour la société, plus redoutable que les plus terribles de ceux-ci. Il compromet la continuation de l'espèce, l'intelligence de générations entières, l'honneur et la moralité des siens, etc. L'alcoolisme est, en effet, un de ces deux grands fléaux (alcoolisme et syphilis) d'autant plus à combattre qu'*ils minent sourdement toute la*

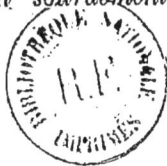

société et qu'ils contribuent puissamment à
abaisser la moyenne générale de la vie.

Enumérons les principaux dangers que l'alcoolisé fait courir à ses semblables et surtout à ses
descendants.

Il peut être cause de nombreuses dégénéres-
cences physiques ou intellectuelles ; ses enfants
peuvent naître imbéciles, idiots et quelquefois
épileptiques en même temps.

Si l'alcoolisme n'existe que chez l'un des deux
parents, le père, par exemple, l'enfant naîtra
sinon dégénéré, dans le sens propre du mot, du
moins avec certaines prédispositions à des troubles de l'intelligence ou à divers désordres du
système nerveux dont les conséquences, épilepsie
chorée, hystérie, débilité mentale, etc., peuvent
être excessivement fâcheuses. — Si c'est la femme
qui s'alcoolise, ses enfants seront plus exposés,
car ses excès pourront exercer directement une
influence déplorable sur le fœtus encore dans son
sein, faire dévier le processus de développement
et de formation des divers organes de l'enfant
et occasionner, par suite, des vices de conformation, principalement du crâne, de la cage thora-
cique (poitrine), des membres, etc. Ces vices de
conformation agissant sur les organes voisins, par
compression, par exemple, s'ils s'agit des os,

déterminent des lésions plus ou moins étendues qui compromettent le jeu normal de ces organes. Enfin, par le sang, la femme peut intoxiquer le fœtus, et, par le lait, elle peut intoxiquer l'enfant.

Certains de ces accidents peuvent devenir héréditaires et, par transmission directe, frapper peu à peu un grand nombre de représentants d'une famille ; il en est ainsi de l'épilepsie, de la plupart des névroses et même de quelques malformations physiques. Enfin, l'existence de la famille elle-même, ou tout au moins son extension, est menacée si la souche ne produit que des rameaux malades, chétifs ou stériles, comme le cas est assez fréquent, imbéciles, idiots, héréditaires, juvéniles, aliénés, sourds-muets, hydrocéphales, rachitiques, etc.

Quel exemple pour des jeunes gens et surtout pour des jeunes filles, que celui d'un père, d'une mère, d'un parent quelconque ou même d'un étranger qui se présente devant eux ivre ou esclave d'un besoin artificiel qu'il s'est imposé ! Cet exemple est d'autant plus pénible et plus immoral que, le plus souvent, l'ivrogne perd totalement le souci de son honneur, de sa tenue, de la morale, de l'éducation des siens, que ses propos ou ses actes constituent la plupart du temps de véritables attentats ou de réels outrages

aux mœurs. Il perd toute la dignité inhérente à
tout homme et, malheureusemant, il fait parfois
partager sa passion à beaucoup de camarades.

La femme alcoolisée est encore plus repoussante
et j'hésite à faire le tableau des sombres misères
que son vice apporte au sein du ménage ou de la
société.

L'alcoolisé est brutal par perversion de caractère ou par crainte. Il aime à discuter et, son
argument, il le cherche trop souvent dans la force ;
il frappe, il maltraite femme et enfants. Mais aussi
l'alcoolisme, nous le disions plus haut, fait naître
des craintes imaginaires, des hallucinations de nature pénible : le malheureux se voit entouré d'enne-
mis, il se couche parfois avec un couteau en mains
ou sous son oreiller. Qu'un de ces méchants imaginaires semble tout à coup le menacer davantage,
il ne distingue plus rien, il frappe ce qu'il rencontre autour de lui et il poignarde, à son insu,
sa femme, ses enfants ou des êtres, comme eux
complètement inoffensifs et qui méritent généralement plutôt son affection qu'une aveugle colère.
S'il se voit environné de rats, de serpents, de bêtes
féroces, etc., il voudra les fuir et, ne discernant
plus le danger, perdant tout jugement, il se
jettera à l'eau, il sautera par une fenêtre, il se mu-
tilera sans avoir conscience des conséquences de

ses actes. Il est fréquemment homicide, incen-
diaire, dangereux pour la morale, toujours com-
promettant pour l'existence de la société et pour
la sienne propre.

Les différentes lois instituées pour combattre
les progrès de l'alcoolisme n'ont eu jusqu'à pré-
sent aucun succès bien marqué ; aussi croyons-
nous qu'il serait préférable d'user d'autres armes
contre un tel adversaire de la société. C'est peine
inutile de chercher à enrayer le mal chez l'individu
qui en a déjà ressenti les atteintes ; qui a bu
boira. C'est à l'âge adulte que l'homme commence
à se laisser entraîner à des excès ; c'est donc à
l'enfant qu'il faut montrer tous les écueils qui
peuvent faire sombrer son intelligence, compro-
mettre son existence, le conduire à la misère, etc.
Qui peut donner ces enseignements mieux et avec
plus d'autorité que l'instituteur. Les ouvrages
d'aliénation mentale ou d'hygiène les plus élé-
mentaires rendraient sa tâche bien facile et, dans
quelques années déjà, il aurait la satisfaction
d'avoir contribué à améliorer l'avenir de la
société.

Donner à l'ouvrier un salaire suffisant, une
bonne éducation, ce serait le mettre quelquefois
à l'abri, car la misère et l'oisiveté sont de puis-
santes causes d'alcoolisme ; l'ouvrier nécessiteux

supplée à une alimentation rationnelle que ses ressources ne lui permettent pas, en s'adressant à des agents qui, par l'excitation nerveuse qu'ils déterminent, par l'obnubilation d'appétit qu'ils occasionnent, lui semblent répondre aux principales conditions que l'on attend d'un aliment complet, force physique, satisfaction générale, etc.

Nous pensons, comme nous le disions plus haut, que l'alcool agit principalement comme alcool sur les centres nerveux ; l'odeur bien nette (d'alcool) que l'on perçoit à l'ouverture du crâne d'un individu mort en état d'ivresse témoigne en faveur de cette manière de voir. Malgré cela, nous ne contestons pas que les divers éthers (esprits), œnanthique, butyrique, acétique, qui existent dans certaines boissons alcooliques peuvent parfaitement comme, du reste, l'éther sulfurique (éther ordinaire), occasionner des troubles analogues à ceux de l'alcoolisme. L'union de ces deux principes, alcool et éther, doit avoir pour résultante de créer plus rapidement un état pathologique.

L'usage excessif et continu de liqueurs renfermant à la fois alcool et éther serait un peu plus nuisible que l'usage de l'alcool seul, toutes proportions gardées, et, aux phénomènes d'alcoolisme, s'ajouteraient, dans le premier cas, quelques phénomènes spéciaux, d'œnanthisme, par exemple, si l'éther œnanthique était en assez grandes proportions. De même, les effets de divers alcools diffèrent quelque peu suivant la quantité et la nature des principes complémentaires que ces alcools contiennent.

En résumé :

Les excès alcooliques répétés, qu'ils soient suivis ou non d'ivresse, exercent de profonds ravages dans tout l'organisme.

L'alcoolisme compromet l'existence de l'individu qui en est affecté, menace celle de ses descendants et abaisse la moyenne générale de la vie.

L'alcoolisé est exposé à toutes sortes d'accidents. Il est dangereux pour la morale, pour la sécurité et pour l'ordre publics.

C'est en s'adressant à l'enfant que l'on arrivera le plus facilement à combattre les progrès de l'alcoolisme. Que les parents et tous ceux qui ont charge de son éducation lui montrent sous toutes ses faces l'hydre menaçante et terrible de l'alcoolisme.

T. S. V. P.

On consultera avec le plus grand intérêt un travail plein d'enseignements de la plus haute importance. Il est intitulé : « *L'alcoolisme à la Frontière. — Histoire du grand Dôdiche* ».

(Nancy. — Imprimerie Berger-Levrault ou *Annuaire des Vosges* pour 1887).

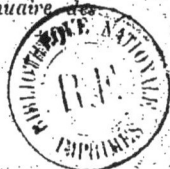

8700. — Châlons, imp. Le Roy.

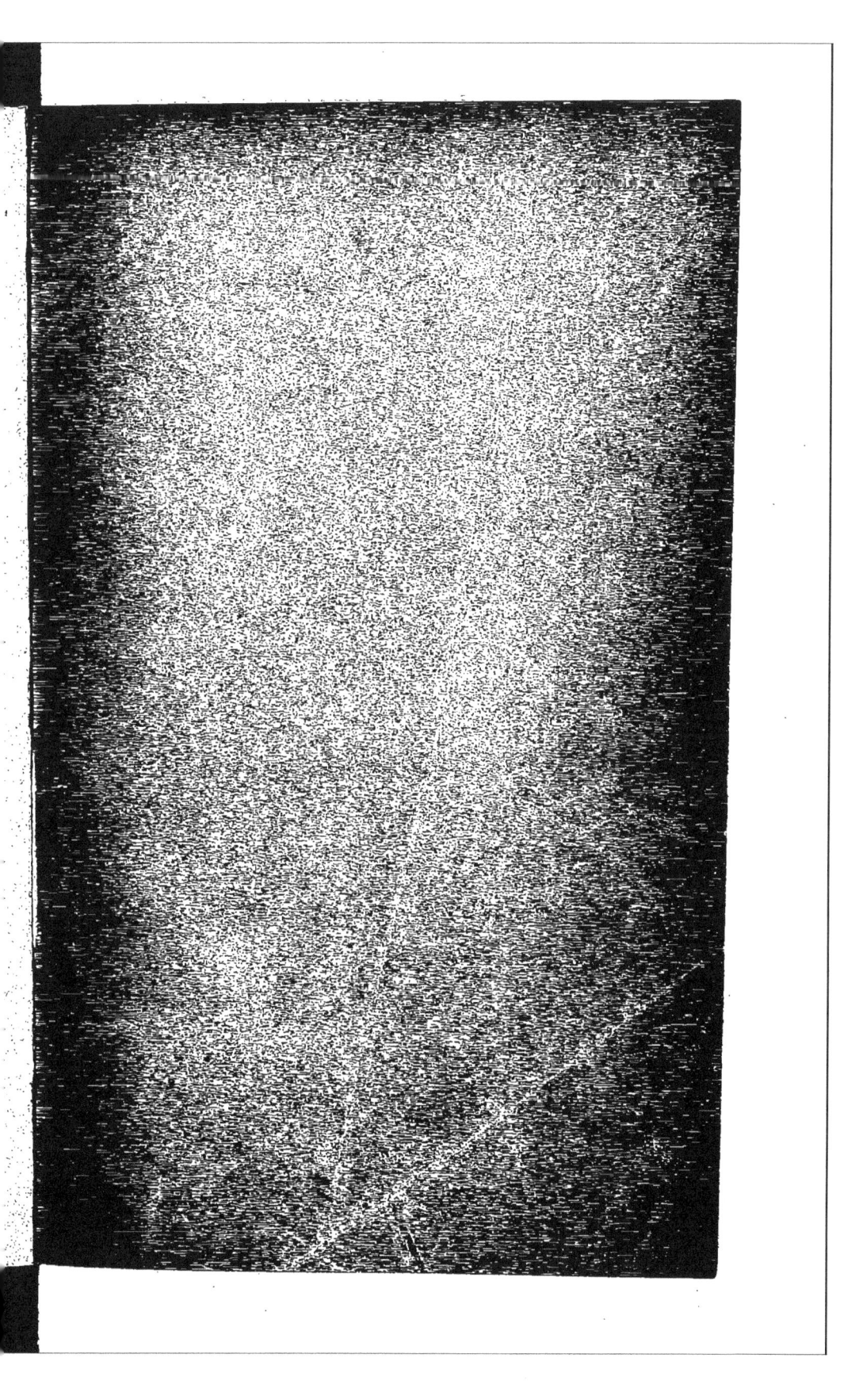

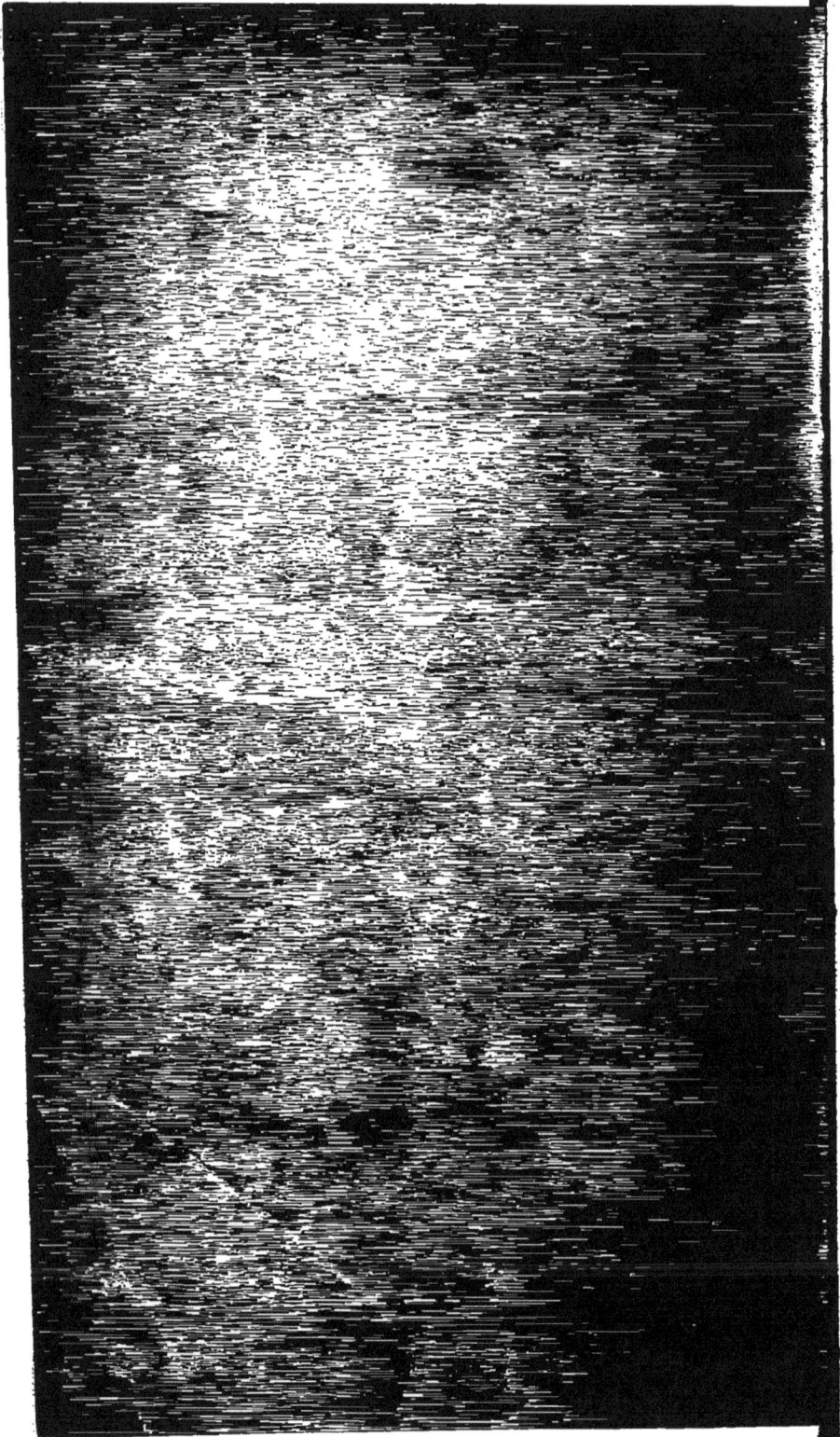

www.ingramcontent.com/pod-product-compliance
Lightning Source LLC
Chambersburg PA
CBHW060822280326

41934CB00010B/2761